Publicado por Adam Gilbin

@ Marcial Pascual

Dieta Cetogênica: Guia Para Iniciantes De Uma

Dieta Cetogênica O Segredo Da Saúde,o Guia

Completo De Alimentos Permitidos

Todos los derechos reservados

ISBN 978-87-94477-57-4

TABLA DE CONTENIDO

Guiso De Camarones Sudamericano 1

Waffles De Chocolate 3

Ensalada Keto Verde 6

Scones De Calabaza Y Arándanos 8

Revuelto Dulce Simple 11

Salsa Bbq Bestia 13

Tortilla De Champiñones 15

Tortilla Cetogénica Española 17

Panqueques De Seto Con Almendras 19

Revuelto De Tofu Al Curry 21

Broccoli Bajo En Carbohidratos Y Buñuelos De Queso ... 24

� 26

Huevos De Aguacate Al Horno 27

Postres De Trufa De Frambuesa 29

Huevos Revueltos Keto 31

Ensalada De Col Rizada Y Aguacate 33

Omelete Com Ervas E Salmão Defumado 35

Salada De Cheeseburger 37

Pechugas De Pollo Rellenas De Kale Y Tomate 39

Wraps De Lechuga De Pavo... 42

Consejos De Carne Con Cebolla Y Champiñones 44

Mini Pizza Horneado De Huevos 46

Rollos Cetos 49

Salchichas Y Pimientos En Sartén Keto........................... 52

Puré De Coliflor Con Ajo Y Cebollino: Bajo En Carbohidratos Y Sin Lácteos 55

Ensalada De Mason Jar.. 57

Salmón Ahumado Especial 59

Sopa De Hongos Silvestres 61

Sopa Ceto Reuben 63

Tostado De Queso 65

Zapallitos Largos Rellenos 69

Pollo Asado Con Jalapeño Dijon 71

Hamburguesa Rellena De Aguacate 74

Pollo Con Salvia Y Canela... 77

Desayuno Picante Con Coliflor Y Tocino 79

Desayuno Inglés 81

Huevos Revueltos Con Espinacas Y Parmesano 83

Spinach Alcachofa Huevo Casserole 85

Pimientos Rellenos De Quiché De Tres Queso
Vegetarianos 87

Espárragos Y Frittata De Tomate Con Havarti Y Eneldo . 90

Pastel De Pollo Y Verduras 92

Camarones A La Pimienta Cítrica 96

Salmón Con Tomates Al Curry 98

Rollitos De Limón Y Frambuesa Dulce 99

Desayuno Salchicha Ceto 107

Receta De Humus De Coliflor Bajo En Carbohidratos .. 110

Bebida Detox De Jengibre Y Limón - 113

Tazón De Jalapeños Con Tocinos Y Huevos 115

Plato De Jamón Y Embutidos.. 117

Sopa De Pollo Cremosa 118

Ensalada César De Pollo Con Bok Choy 120

Omelet De Espinaca Y Queso 122

Ensalada De Col 124

Cazuela De Hombre De Las Cavernas 126

Las Mejores Brochetas De Solomillo 129

Cuajada De Bayas Con Coco Rallado Y Anacardo 132

Agite Con Chía 133

Sopa Keto De Pollo Con Repollo 135

Hongos Rellenos De Chorizo 137

Tofu De Sésamo Vegano Y Berenjena 139

Guiso De Camarones Sudamericano

Ingredienti:

- 1 diente de ajo, picado

- 14 onzas de tomates en cubitos

- 2 cucharadas de salsa de Sriracha

- ¼ taza de cebolla picada

- ¼ taza de cilantro picado

- Eneldo fresco, picado para adornar

- 1 taza de leche de coco

- 2 cucharadas de jugo de lima

- ¼ taza de pimientos asados en cubitos

- 1 ½ libras de camarón, pelado y desvenado

- ¼ taza de aceite de oliva

- Sal y pimienta negra molida, al gusto.

Indicazioni:

1. Calentar el aceite de oliva en una olla a fuego medio.
2. Agregue las cebollas y cocine por 3 minutos o hasta que estén transparentes.
3. Agregue el ajo y cocine por otro minuto, hasta que esté suave. Agregue los tomates, los camarones y el cilantro.
4. Cocine hasta que el camarón se vuelva opaco, alrededor de 3-4 minutos.
5. Agregue la sriracha y la leche de coco, y cocine por 2 minutos más. NO deje que hierva.
6. Agregue el jugo de limón y sazone con sal y pimienta al gusto.
7. Coloque el estofado en tazones, adorne con eneldo fresco y sirva caliente.

Waffles De Chocolate

Ingredienti:

- 1 cucharadita de vinagre de manzana
- 1/4 taza (30 g) de harina de coco
- 2 cucharadas de cacao en polvo
- 1 cucharada de cáscaras de psyllium enteras (o 1 cucharadita de cáscara de psyllium en polvo)
- 1/2 cucharadita de polvo de hornear
- 1 remolacha pequeña cocida y pelada
- 1/2 cucharada de mantequilla de cacao derretida sin azúcar
- 1 cucharada de edulcorante granulado

- 1/4 taza de leche de coco

- 1 pizca de sal

Indicazioni:

1. Precaliente su máquina para hacer waffles, de acuerdo con las Indicazioni: del fabricante y engrase ligeramente con su aceite preferido.
2. En un procesador de alimentos, combine la remolacha, la manteca de cacao, la leche no láctea y el vinagre de manzana. Procese hasta que esté relativamente.
3. En un recipiente aparte, mezcle los Ingredienti:restantes hasta que estén bien combinados.
4. Agregue los Ingredienti:secos al proceso de alimentos y pulse hasta que se forme una masa homogénea.
5. Deje reposar la masa durante unos 5 minutos, hasta la masa se endurezca.

6. Haga dos waffles de acuerdo con las Indicazioni: de su maquina

Ensalada Keto Verde

Ingredienti:

- 1/4 taza de semillas de calabaza
- 1/4 taza de semillas de cáñamo
- 2 cucharadas de semillas de sésamo
- 1/4 taza de aderezo tahin
- 1 taza de arroz de coliflor cocido
- 1 taza de espinacas cocidas
- 1 taza de brócoli cocido
- 1 aguacate mediano cortado en rodajas
- ½ pieza de coliflor blanca
- 2 cucharadas aceite oliva

- Sal y pimienta a gusto

Indicazioni:

1. Corta la coliflor en floretes, quitando todo el tallo. Coloca las piezas de coliflor en un procesador de alimentos y pulsa hasta que tenga consistencia de "arroz". Si no tienes procesador puedes rallar la coliflor con un rallador a mano para hacer el "arroz".
2. Calienta el aceite de coco en un sartén, agrega la coliflor y cocina a fuego medio durante 2 minutos mezclando de vez en cuando.
3. Baja el fuego, tapa y cocina durante 8 minutos. Sazona al gusto con sal y pimienta.

Scones De Calabaza Y Arándanos

Ingredienti:

- 1 huevo
- 3 cucharadas miel orgánica cruda, derretida
- 1 cucharadita sal marina
- 1 cucharadita Levadura en polvo
- 1 cucharadita canela
- 1 cucharadita pastel de calabaza especias
- 2 tazas de harina de almendras
- 1/2 taza de puré de calabaza
- 1/2 taza de arándanos secos
- 1/4 taza de coco rallado

- 1/4 taza de nueces trituradas

- 1/2 cucharadita jengibre

Indicazioni:

1. Precaliente el horno a 400°F.
2. Combine todos los Ingredienti:en un tazón y amase con las manos.
3. Presione la masa sobre una tabla de cortar hasta que tenga un grosor de aproximadamente ¼ de pulgada, formando dos círculos de igual tamaño.
4. Corta cada círculo como una pizza, para obtener 6 rebanadas de cada círculo de masa.
5. Coloque los bollos en una bandeja para hornear forrada con pergamino.
6. Espolvorea con un poco más de especias para pastel de calabaza o canela (opcional).
7. Coloque su bandeja para hornear dentro de una bandeja para hornear más grande para

evitar que los fondos se cocinar demasiado rápido.
8. Llevar al horno por 15-18 minutos o hasta que pasen la prueba del palillo.
9. Retire del horno y colóquelo en una rejilla para enfriar.
10. Disfruta.

Revuelto Dulce Simple

Ingredienti:

- 1 jalapeño, cortado en cubitos

- 1 cebolla roja, en rodajas finas

- Sal y pimienta para probar

- 4 huevos

- 1 batata, en cubos o en cubitos

- Aceite de coco

Indicazioni:

1. Caliente el aceite de coco en una sartén a fuego medio. Agregue batatas y cebollas.
2. Para caramelizar, mantenga el fuego bajo y cubra para que el vapor ayude al proceso.

3. A lo largo de. Revuelva cada dos minutos para que nada se queme o se pegue a la sartén.
4. Una vez que las cebollas estén bien caramelizadas y las batatas estén blandas, agregue
5. Jalapeños. Cocine por unos 5 minutos más.
6. Bate los huevos en un tazón y agrégalos a los ingredienti:salteados para hacer revuelva o cocine los huevos en una sartén separada para hacer una cama de huevo.
7. Una vez que los huevos estén listos, emplatar y cubrir con el salteado de camote (o si revuelto todo, solo plato).
8. Sazone con sal y pimienta al gusto y disfrute.

Salsa Bbq Bestia

Ingredienti:

- 2 cucharadas. mostaza de Dijon

- 2 cucharadas. vinagre de sidra de manzana

- 1 cucharada. aceite de oliva virgen extra

- 2 cucharadas. pimentón dulce

- 1 cucharadita sal marina

- 1 cucharadita pimentón

- 3 tomates, cortados en cubitos

- 1 cebolla blanca, picada

- 4 dientes de ajo, picados

- 1 lata de 6 onzas de pasta de tomate

- 1 taza de caldo de res

- Para endulzar, agregue 1 lata de piña cortada en cubitos

Indicazioni:

1. Combine todos los Ingredienti:en una cacerola y cocine a fuego medio, revolviendo frecuentemente. Una vez que comience a hervir, reduzca el fuego a bajo, cubra y cocine a fuego lento durante 60 minutos.
2. Apague el fuego y vierta la salsa en una licuadora o procesador de alimentos. Mezcle hasta que suave.
3. Regrese a la sartén para mantener caliente o coloque sobre la comida de su elección.
4. Conservar en el frigorífico.

Tortilla De Champiñones

Ingredienti:

- 30 gramos de mozzarella rallada

- ½ mano perejil fresco

- 1 cucharadita de aceite

- 2 huevos

- 800 gramos de champiñones

- 1 pequeña cebolla

- Sal y pimienta

Indicazioni:

1. Bate los huevos con un batidor en un tazón, agrega sal, pimienta y perejil picado.
2. Calienta el aceite en un sartén, pica la cebolla y los champiñones en rodajas pequeñas y

ponlos en el sartén, después de un momento pon la masa del huevo sobre ello, pon la Mozzarella rallada sobre la tortilla, y por último déjala reposar a temperatura media.

3. En cuanto sea posible volteas la tortilla y la fríes del otro lado por un momento. Sirve la tortilla así o con un poco de espinaca fresca si deseas.

Tortilla Cetogénica Española

Ingredienti:

- 6 huevos medianos o grandes

- 50 gramos de queso rallado (puedes utilizar Gouda o cualquier tipo de queso)

- 150 o 200 gramos de espinacas

- 1 cebolla pequeña

- 1 o 2 dientes de ajo

- Sal y pimienta

Indicazioni:

1. Pela la cebolla y el ajo, pícalos finamente y fríelos con aceite de oliva en una sartén pequeña.
2. Agrega la espinaca para freírla junto con la cebolla y el ajo picado.

3. Sazona con sal y pimienta. ¡Las hierbas mediterráneas como el tomillo, pueden ser una opción para que sepa mejor!
4. Agrega los huevos y el queso. Deja que todo se empine y después de unos minutos sírvelo dándole vuelta sobre un plato lo suficientemente grande.

Panqueques De Seto Con Almendras

Ingredienti:

- 50 gramos de almendras molidas

- 20 gramos de mantequilla

- Al gusto: 25 gramos de bayas como frambuesas

- 2 huevos

- Canela

Indicazioni:

1. Se mezclan los huevos con las almendras molidas y se agrega un poco de canela al gusto.
2. Calienta la mantequilla en una sartén y cúbrela.
3. Vierte la mezcla para hacer los panqueques el tamaño que gustes sobre la mantequilla caliente.

4. Sírvelos con la cantidad de bayas frescas que desees.

Revuelto De Tofu Al Curry

Ingredienti:

- 6 oz de champiñones, en rodajas

- 1 bloque de tofu orgánico firme o extra firme, prensado y escurrido

- 2-3 tazas de verduras picadas como col rizada, espinaca, rúcula verde y diente de León

- 1/2 cucharadita de curry en polvo

- 1/2 cucharadita de ajo en polvo

- 1/2 cucharadita de comino

- 1/2 cucharadita de cilantro

- 1/2 cucharadita de pimentón

- 1/4 cucharadita de cúrcuma

- 14 cucharaditas de garam masala

- 2-3 cucharadas de caldo de verduras con bajo contenido de sodio, agua o aceite de oliva

- 1/2 cebolla mediana, seca

- 1 pimiento rojo grande, cortado en cubos

- 1/2 cucharadita de sal negra

- 1/4 de cucharada de agua

Indicazioni:

1. Sofríe las cebollas en caldo de verduras durante cinco minutos en una sartén grande.
2. Agrega los champiñones en rodajas y los pimientos rojos cortados en cubos para cocinar durante unos 10 minutos
3. Pon las verduras cocidas en un lado de la sartén. A continuación, coloca el bloque de tofu prensado y escurrido en el otro lado de la

sartén. Divídelo en trozos usando una espátula de madera. Sofríe durante unos 2-3 minutos o hasta que se caliente
4. Disuelve todos los condimentos en un tazón pequeño y mezcla
5. Vierte la mezcla sobre el tofu que debe romperse a esta altura. Revuelve hasta que cada pieza esté recubierta. Luego mezcla las verduras y el tofu
6. Agrega los vegetales, cubre la sartén y cocina durante unos 5 minutos o hasta que las hojas verdes se hayan marchitado.
7. Sirve caliente con cebollas verdes y salsa blanca

Broccoli Bajo En Carbohidratos Y Buñuelos De Queso

Ingredienti:

- 2 huevos grandes
- 2 cucharaditas de polvo de hornear
- 1/2 taza de mayonesa
- 1/4 taza de eneldo fresco picado
- 1/2 cucharada de jugo de limón
- 3/4 de taza de harina de almendras
- 7 cucharadas de harina de linajas
- 4 onzas de brócoli fresco
- 4 onzas de queso mozzarella

- Sal y pimienta al gusto

Indicazioni:

1. Colocar el brócoli en un procesador de alimentos y pulsar hasta que el brócoli se desmenuce en trozos.
2. Agregar el queso, la harina de almendras, 1/4 de taza de harina de linajas y el polvo de hornear al brócoli. También es posible que desees añadir sal y pimienta adicionales.
1. Añadir los 2 huevos y mezclar juntos .
2. Enrollar la masa en bolas y luego cubrir con 3 cucharadas de harina de linaza.
3. Continúa haciendo esto con toda la masa, y reservar en toallas de papel.
4. Calienta tu freidora profunda a 375F. Una vez listo, poner los buñuelos de brócoli y queso dentro de la cesta, espaciándolos.
5. Freír los buñuelos hasta que se vuelvan dorados durante unos 3-5 minutos. Una vez

hecho esto, poner en toallas de papel para drenar el exceso de grasa y sazonar a gusto.

6. También es posible que desees hacer un eneldo picante y mayonesa de limón para darle un chapuzón.

Huevos De Aguacate Al Horno

Ingredienti:

- Queso cheddar rallado

- Sal kosher

- 1 aguacate mediano

- 2 huevos

- Pimienta negra recién molida

Indicazioni:

1. Precalentar el horno a 425grados.
2. Corta el aguacate por la mitad y retira el hoyo. Con una cuchara, carve suficiente aguacate para hacer room para elhuevo.
3. Coloque las mitades de aguacate en la parte posterior de la bandeja de magdalenas para estabilizarlas mientras secocina.

4. Abre un huevo en cada mitad del aguacate. Dependiendo del tamaño del huevo, usted puede tener exceso de clara dehuevo.
5. Sazonar con sal ypimienta.
6. Espolvorea las mitades con queso y coloca la sartén en el horno durante 13 a 16 minutos, dependiendo de la consistencia de la yema que desees.
7. Sabor con sriracha yservir.

Postres De Trufa De Frambuesa

Ingredienti:

- 1/4 taza de cacao en polvo

- 3 cucharadas de edulcorante líquido de su elección

- 1 cucharadita de extracto puro de vainilla

- 1/4 - 1/2 cucharadita de sal (a gusto)

- 1/2 taza de leche de coco entera, a temperatura ambiente

- 2 cucharadas de aceite de coco derretido (o para una versión extra decadente, use 1 cucharada de manteca de cacao derretida en su lugar)

- 1/4 - 1/3 taza de frambuesas congeladas

- Toppings opcionales: Un toque de coco rallado y algunas frambuesas extra.

Indicazioni:

1. Divide las frambuesas entre dos tazas y déjalas a un lado.
2. Coloca todos los Ingredienti:restantes (excepto los toppings si se van a utilizar) en un vaso alto y remueve hasta que la mezcla se vuelva muy suave, sedosa y completamente uniforme con la ausencia de pequeños grumos.
3. Vierte esta mezcla sobre las frambuesas en la taza.
4. Espolvorea con los toppings, si los usas, y colócalos en el congelador durante unos 20 minutos para permitir que se endurezca un poco.
5. ¡Disfruta de estos deliciosos postres de trufa de frambuesa!

Huevos Revueltos Keto

Ingredienti:

- 2 huevos grandes

- 2 cucharadas de mantequilla

- Sal y pimienta negra molida

Indicazioni:

1. Batir los huevos junto con algo de sal y pimienta usando un tenedor.
2. Derretir la mantequilla en una sartén con capa antiadherente a fuego medio. Fíjate bien: ¡que la mantequilla no se vuelva dorada!
3. Verter los huevos en la sartén para freírlos en la mantequilla.
4. Mezclar durante 1-2 minutos hasta que estén cremosos y cocinados un poco menos de lo que te gusta. Recuerda que los huevos

seguirán cocinándose incluso una vez que los hayas puesto en tu plato.
5. ¡Disfruta de tus huevos revueltos Keto perfectos!

Ensalada De Col Rizada Y Aguacate

Ingredienti:

- 1/4 taza de nueces picadas
- 1/4 taza de arándanos secos
- 2 cucharadas de aceite de oliva
- 1 cucharada de vinagre de manzana
- 1 manojo de col rizada
- 1 aguacate maduro
- Sal y pimienta negra molida

Indicazioni:

1. Lava y seca la col rizada. Retira los tallos y corta las hojas en trozos pequeños.
2. Corta el aguacate por la mitad, retira el hueso y corta la pulpa en cubos.

3. En un tazón grande, mezcla la col rizada, el aguacate, las nueces y los arándanos secos.
4. En un tazón pequeño, mezcla el aceite de oliva, el vinagre de manzana, la sal y la pimienta negra molida.

   Vierte la mezcla de aderezo sobre la ensalada y mezcla bien.
5. Sirve y disfruta de tu deliciosa ensalada vegana

Omelete Com Ervas E Salmão Defumado

Ingredienti:

- 1 colher de chá de tomilho Sal e pimenta a gosto

- 1 Colher de sopa de manteiga

- 2 colheres de sopa de cebolas picadas 4 fatias de tomate muito finas

- 2 fatias de salmão defumado 1 colher de chá de alcaparras

- 2 colheres de sopa de manteiga

- 2 ovos batidos

- 1 colher de chá. estragão

Indicazioni:

1. Bata os ovos e adicione o estragão, tomilho, sal e pimenta. Derreta a manteiga em uma frigideira e adicione os ovos batidos e as cebolas picadas.
2. Cozinhe por 3-4 minutos, até que os ovos comecem a endurecer. Transfira a omelete para um prato e cubra com as fatias de tomate e salmão. Polvilhe com alcaparras.

Salada De Cheeseburger

Ingredienti:

- 3 xícaras de alface picada

- 1 cebola pequena em cubos

- 1 tomate fatiado

- ¼ xícara de queijo cheddar ralado

- 500g carne moída Sal e pimenta a gosto

- 4 colheres de sopa de azeite e vinagre

Indicazioni:

1. Frite a carne moída em uma frigideira por 4 minutos. Adicione a cebola e cozinhe por mais 5 minutos.

2. Coloque a carne e as cebolas em uma tigela e adicione os Ingredienti:restantes, exceto o molho.
3. Cubra com o molho da salada.

Pechugas De Pollo Rellenas De Kale Y Tomate

Ingredienti:

- ½ taza de queso de cabra suave

- ½ taza de col rizada picada

- ¼ taza de tomates secados al sol, picados finamente

- 4 pechugas de pollo deshuesadas (4 onzas cada una), sin piel

- 1 a 2 cucharadas de aceite de oliva

- Sal y pimienta negra, al gusto

Indicazioni:

1. Precaliente un horno a una temperatura de 400°F. Cubrir ligeramente una fuente para horno con aceite y dejar aparte.

2. Agregue ½ taza de agua en una cacerola, aplique fuego medio-alto y deje hervir.
3. Añadir la col rizada, tomates secos y ½ cucharada de aceite y cocine hasta que la col rizada se ablande y los tomates suavizado Sazone al gusto con sal y pimienta y retire la sartén del fuego.
4. Cortar cada pechuga en trozos planos y delgados o aplanarlos con un mazo.
5. Coloque el pollo plano carnes en una superficie de trabajo y agregue 1 cucharada de queso en la parte central.
6. Divida la mezcla de kaletomate en cada carne de pollo plana, colóquelos en el lado inferior de la carne y sazone al gusto con sal y pimienta.
7. Enrolle el pollo hacia arriba para cubrir el relleno.
8. Inserte un palillo de dientes en la parte final de la carne para asegurar el relleno. Cepille

ligeramente la parte superior con aceite y transfiérala al engrasado.
9. Plato de hornear.
10. Hornee en el horno durante unos 25 minutos o hasta que el pollo esté bien cocido y bien dorado. Retirar del horno y dejar reposar durante 10 minutos antes de rebanar y servicio.
11. Sirva tibio con salsa de tomate si lo desea.

Wraps De Lechuga De Pavo

Ingredienti:

- 2 cucharadas de pimiento morrón picado

- ½ taza de puré de tomate

- 8 hojas grandes de lechuga iceberg

- ½ taza de queso cheddar rallado, para servir

- Aceite, para engrasar

- 1 libra de pavo magro molido

- 1 cucharada de condimento italiano

- ¼ de taza de cebolla morada picada

- ½ taza de agua o caldo de pollo

Indicazioni:

1. En una sartén antiadherente a fuego medio-alto, agregue el pavo molido y cocine hasta que esté ligeramente dorado y los jugos de la sartén se han reducido. Agregue el condimento italiano, las cebollas, el pimiento y puré de tomate y cocínelo durante 5 minutos mientras revuelve regularmente.
2. Vierta el agua o el caldo, cubra con una tapa y hierva. Reduzca el fuego a bajo y
3. cocine a fuego lento durante unos 20 minutos, o hasta que el líquido se haya reducido a la mitad. Retire la sartén del fuego y déjalo a un lado.
4. Prepara las hojas de lechuga y colócalas sobre una superficie de trabajo. Porcionar la carne en 6 a 8 hojas de lechuga, y luego colóquelo en el centro.
5. Sirve los wraps de lechuga con aguacate, salsa de tomate o según prefieras.

Consejos De Carne Con Cebolla Y Champiñones

Ingredienti:

- 2 cucharadas de aceite de oliva

- 2 tazas de champiñones blancos frescos

- 2 tazas de caldo de res

- ½ cebolla blanca picada

- 2 libras de estofado de carne de res alimentada con pasto, en cubos

- Sal y pimienta molida, al gusto

- 1 cucharada de ajo picado

Indicazioni:

1. Sazone la carne con sal y pimienta y revuelva para cubrirla uniformemente con las especias.

2. En una olla a fuego medio-alto, agregue el aceite y dore la carne de manera uniforme por todos lados.
3. Agregue el ajo y la cebolla, saltee durante 2 minutos y agregue los champiñones.
4. Agregue el aceite en la olla interior, presione el botón de saltear y ajuste al modo dorado.
5. Carne de sazonar con sal y pimienta y dorar uniformemente por todos lados en la olla interior. Agregue las cebollas y
6. ajo y saltear durante aproximadamente 1 minuto y luego agregar los champiñones y el caldo. Cubrir con tapa, llévelo a ebullición y reduzca a fuego lento.
7. Cocine a fuego lento durante unos 30 minutos o hasta que la carne esté tierno y cocido.
8. Ajuste el condimento y transfiéralo a un tazón para servir. Servir inmediatamente.

Mini Pizza Horneado De Huevos

Ingredienti:

- 2 aceitunas negras grandes, en rodajas

- 4 anillos grandes de pimienta suave

- 1 cucharada de pimiento rojo cortado en cubitos

- 3 huevos grandes, separados

- 4 cucharadas de queso mozzarella rallado

- 1 cucharadita de mezcla de hierbas italianas

- 1 cucharada de salsa de tomate de Rao

Indicazioni:

1. Espolvoree 1 cucharada de queso mozzarella rallado y el condimento de hierbas italianas

en recipientes de horno ramequín o puede usar pequeños recipientes de barro.
2. Bata suavemente las claras de huevo para que sea más fácil trabajar con ellas.
3. Tenga cuidado de no golpearlos demasiado tiempo o se volverán demasiado espumosos.
4. Vierta las claras de huevo batidas en cada recipiente por igual y cocine en el microondas durante 1½ a 2 minutos o hasta que las claras estén completamente cocidas. Deje que se enfríe mientras se escabullan las yemas.
5. Bata la yema de huevo y revuelve ligeramente.
6. echar la misma cantidad de queso mozzarella rallado condimento de hierbas italianas y el huevo batido en cada recipiente.
7. Doble las coberturas de pizza en la yema y retire del fuego.
8. Cubra las bases de pizza con ½ cucharada de salsa de tomate cada una.

9. Agregue la yema de huevo revuelta y el queso mozzarella restante y caliente durante 20 segundos en el horno de microondas o ase en el horno hasta que el queso se derrita y haga burbujas. ¡Servir caliente!

Rollos Cetos

Ingredienti:

- 5 tajadas de tocino, cocidas
- 5 empanadas de desayuno salchichas, cocinadas
- Aceite en aerosol antiadherente
- 10 huevos grandes
- Sal y pimienta para
- 1.5 tazas de queso cheddar rallado

Indicazioni:

1. Precaliente una sartén antiadherente a fuego medio-alto. Batir juntos 2 de los huevos en un bol.

2. Una vez que la sartén esté caliente, baje el fuego a medio-bajo, luego agregue los huevos.
3. Si lo necesita, puede usar un spray antiadherente para cocinar. Sazone los huevos con sal y pimienta.
4. Cubra con una tapa y deje cocinar por unos minutos, hasta que el huevo esté cocido casi por completo.
5. Espolvoree aproximadamente 1/3 taza de queso por todo el huevo. Coloque una tira de tocino, luego rompa una hamburguesa de salchicha por la mitad y colóquela encima.
6. Pase el huevo con cuidado sobre los rellenos, generalmente lo puedo doblar en tercios. Se verá un poco como un taquito.
7. A veces me cuesta enrollarlo, así que lo doblo por primera vez y uso mi espátula para mantenerla allí hasta que el huevo se adapte

a la forma. Luego lo doblo con cuidado otra vez.

8. Ponga a un lado el rollo de desayuno. Repita los pasos 1-4 para crear 4 roll ups más. Hay cinco roll ups en total.

Salchichas Y Pimientos En Sartén Keto

Ingredienti:

- 1 pimiento amarillo

- 1 paquete de salchicha italiana picante o dulce (5 eslabones)

- 3 cucharadas de aceite de oliva

- 1 cucharadita de sal kosher

- 1/4 cucharadita de pimienta negra molida

- 1 calabaza mediana para espaguetis

- 1 cebolla roja mediana

- 1 pimiento rojo

- 2 cucharadas de perejil fresco picado

Indicazioni:

1. Precalentar el horno a 400 grados Fahrenheit.
2. Corta los espaguetis por la mitad, saca las semillas y coloca las mitades con el corte hacia arriba en una bandeja de horno grande.
3. Corta la cebolla y los pimientos en rodajas de 1/2 pulgada y espárcelos en la bandeja para hornear.
4. Coloque los eslabones de salchicha en la bandeja para hornear.
5. Rocíe todo con aceite de oliva y espolvoree con sal y pimienta.
6. Hornee durante 40 minutos, o hasta que la salchicha esté dorada y la calabaza esté tierna.
7. Retirar del horno y decorar con perejil picado.
8. Utilizar un tenedor para raspar los espaguetis de calabaza en un montón de hebras y servir.
9. Bata la goma xantana y vuelva a añadir la carne a la olla y remueva suavemente.

10. Apague el fuego y sirva caliente sobre el puré de coliflor, adornado con mucho perejil fresco picado.

Puré De Coliflor Con Ajo Y Cebollino: Bajo En Carbohidratos Y Sin Lácteos

Ingredienti:

- 1 cucharada de agua

- 1/2 cucharadita de sal Kosher

- 1/8 cucharadita de pimienta negra

- 1/4 cucharadita de zumo de limón

- 1/2 cucharadita de ralladura de limón (o lima)

- 4 tazas de floretes de coliflor

- 1/3 de taza de mayonesa

- 1 diente de ajo pelado

- 1 cucharada de cebollino fresco picado

Indicazioni:

1. Combinar la coliflor, la mayonesa, el ajo, el agua, la sal y la pimienta en un bol grande apto para microondas, removiendo para cubrirla.
2. Calentar en el microondas a temperatura alta durante 12-15 minutos (o más), hasta que se ablande por completo.
3. Añadir la mezcla cocida a una bala mágica o a un procesador de alimentos y hacerla puré hasta que esté suave.
4. Añade el zumo de limón, la ralladura y el cebollino y bate hasta que se mezclen.
5. Servir caliente.

Ensalada De Mason Jar

Ingredienti:

- Tomates cherry (1/6 onza)
- Pimiento (1/6 onza)
- Pepino (1/6 onza)
- Pollo cortado en cubitos (4 onzas)
- Espinacas Baby (1/6 onza)
- Cebolla verde (1/2 qty)
- Aceite de oliva virgen extra (4 T)

Indicazioni:
1. Cortar los vegetales.
2. Colocar las espinacas en el fondo de la jarra.
3. Coloca el resto de las verduras en capas.

4. Mantenga el aceite de oliva en un recipiente separado hasta que esté listo para comer.

Salmón Ahumado Especial

Ingredienti:

- Aceite de oliva virgen extra (.5 T)

- Cuña de lima (1)

- Sal kosher (al gusto)

- Salmón ahumado salvaje capturado (.5 onzas)

- Mayonesa (cucharada generosa)

- Espinacas baby (puñado grande)

- Pimienta molida fresca (al gusto)

Indicazioni:

1. Coloque el salmón (o cualquier pescado graso como las sardinas o la caballa) y las espinacas en un plato.

2. Añadir una cucharada grande de mayonesa y la rodaja de limón.
3. Rocíe aceite sobre la espinaca del bebé (o pruebe la rúcula o la col rallada como si fuera una ensalada)
4. Espolvorear con un poco de sal y pimienta.

Sopa De Hongos Silvestres

Ingredienti:

- 12 onzas de setas silvestres, picadas

- 2 cucharaditas de hojas de tomillo

- 2 dientes de ajo, picados

- 4 tazas de caldo de pollo

- ¼ taza de mantequilla

- 5 onzas de Crème Fraiche

- Sal y pimienta negra molida, al gusto.

Indicazioni:

1. Derrita la mantequilla en una olla grande a fuego medio. Agregue el ajo y cocine por un minuto hasta que esté tierno.
2. Agregue los champiñones, sazone con sal y pimienta y cocine por 10 minutos.

3. Vierta el caldo y deje hervir.
4. Reduzca el calor y cocine a fuego lento durante 10 minutos.
5. Mezcle la sopa con una batidora de mano hasta que esté suave. Revuelva en la crema Fraiche.
6. Decore con hojas de tomillo antes de servir.

Sopa Ceto Reuben

Ingredienti:

- ¾ cucharadita de pimienta negra

- 2 tazas de crema pesada

- 1 taza de chucrut

- 1 libra de carne en lata, picada

- 3 cucharadas de mantequilla

- 1 ½ taza de queso suizo

- 1 cebolla, cortada en cubitos

- 7 tazas de caldo de res

- 1 cucharadita de semillas de alcaravea

- 2 tallos de apio, cortados en cubitos

- 2 dientes de ajo, picados

- Sal y pimienta para probar

Indicazioni:

1. Derretir la mantequilla en una olla grande. Agregue las cebollas y el apio, y freír durante 3 minutos hasta que estén tiernos. Agregue el ajo y cocine por otro minuto.
2. Vierta el caldo y añada la chucrut, la sal, las semillas de alcaravea y agregue una pizca de pimienta.
3. Llevar a ebullición. Baje el fuego a bajo, y agregue la carne en conserva.
4. Cocine por unos 15 minutos. Ajustar el condimento.
5. Agregue la crema espesa y el queso y cocine por 1 minuto.

Tostado De Queso

Ingredienti:

- Huevo

- ½ taza de queso parmesano vegetariano

- Coliflor pequeño

- 2 rebanadas de queso vegetariano

Indicazioni:

1. Precalentar el horno a 200 C
2. Corte la coliflor cruda en pequeñas flores y colóquela en el procesador de alimentos.
3. Pulsa hasta que la coliflor tenga el tamaño de pequeños granos de arroz.
4. Vierta la coliflor en un recipiente apto para microondas.

5. Cubra con una toalla de papel y cocine durante 2-3 minutos hasta que la coliflor esté suave.
6. Revuelva la coliflor para mezclar la coliflor inferior y superior. Coloque nuevamente en el microondas y cocine por otros 3 minutos.
7. Retire y revuelva nuevamente para que toda la coliflor se cocine de manera uniforme. Coloque nuevamente en el microondas y cocine por 5 minutos.
8. En este punto, deberías ver que la coliflor comienza a secarse más. Microondas por otros 5 minutos.
9. La coliflor todavía debe estar ligeramente húmeda al tacto, pero debe verse seca y aglomerada Deje que la coliflor se enfríe durante unos minutos. Luego agregue huevo y queso.

10. Revuelva para combinar hasta que se forme una pasta suave. Agregue el condimento. Divide la masa en 4 partes iguales.
11. Coloque en una bandeja para hornear grande forrada con papel pergamino.
12. Con los nudillos y los dedos, forme rebanadas de pan cuadradas de aproximadamente 1/3 de pulgada de grosor. Hornee el pan de coliflor durante unos 15-18 minutos o hasta que esté dorado.
13. Retirar del horno y dejar enfriar unos minutos. Con una buena espátula, deslice cuidadosamente el pan de coliflor del papel pergamino.
14. Ahora estás listo para armar tus sándwiches. Puedes hacer esto de diferentes maneras. Puedes cocinar en la estufa como normalmente cocinarías un queso asado.
15. También puede colocar sándwiches en el horno tostador y asar durante varios minutos

(5-10) hasta que el queso se derrita por completo y el pan esté tostado. Si no posee un horno tostador, también puede hacerlo en el horno.

Zapallitos Largos Rellenos

Ingredienti:

- 1 cucharada de aceite de oliva

- Cucharadas de albahaca fresca picada

- Sal y pimienta a gusto

- 6 cucharadas de queso vegetariano

- Cucharada de manteca vegetariana

- Zapallitos largos medianos

- 1 tomate picado

Indicazioni:

1. Precalentar el horno a 200 c
2. Corte los zapallitos largos por la mitad y con una cuchara sacar las semillas.

3. Coloque los zapallitos largos en una fuente para horno
4. En un recipiente mezcle todos los Ingredienti:y rellene los zapallitos largos con esa mezcla, excepto por el queso
5. Coloque el queso sobre la mezcla y cocine por unos 20 minutos

Pollo Asado Con Jalapeño Dijon

Ingredienti:

- 4 cucharadas mostaza de Dijon

- 2 cucharadas. miel orgánica cruda

- 2 cucharaditas sal

- 1 cucharada. romero fresco, picado

- 1 cucharadita pimienta

- 3 libras muslos de pollo, piel opcional

- 4 jalapeños, cortados en cubitos (mantuve mis semillas adentro)

- 2 dientes de ajo, prensados

- 2 cucharadas. Aceite de oliva virgen extra Kasandrios

- 1 limón

Indicazioni:

1. Combine todos los Ingredienti:excepto el limón en un tazón para marinar su pollo.
2. Marinar durante al menos unas horas, pero 24 horas en el refrigerador es lo ideal.
3. Una vez que esté listo para cocinar, precaliente su parrilla a fuego medio/medio alto o alrededor de 400-450°F.
4. Una vez que su parrilla esté lista, coloque los muslos de pollo en la parrilla y cocine entre 7 y 10 minutos por lado.
5. Use un termómetro para carnes para asegurarse de que el pollo esté cocido y al menos a 175 °F.
6. Una vez hecho, coloque todos los muslos de pollo en papel de aluminio, exprima el jugo de limón todo sobre el pollo, y cierra el papel

aluminio. Deja que se cocine al vapor con el jugo de limón. durante unos 10-15 minutos.
7. Sirve y disfruta.

Hamburguesa Rellena De Aguacate

Ingredienti:

- 2 cucharadas sal marina , separada

- Ralladura de 1 limón

- 2 aguacates

- 1 taza de tomates secos, picados (sin aceite)

- Jugo de 1/2 limon

- 2 libras. Carne molida alimentada con pasto

- 2 cucharadas. Pimienta negra

- Grasa de tocino (opcional)

Indicazioni:

1. Precaliente la parrilla a fuego medio/medio-alto.

2. Mezcle la carne molida con pimienta negra, 1 cucharada de sal marina y la ralladura de limón en tazón grande para mezclar .
3. Usando las manos, forme tortitas delgadas todas del mismo tamaño. Los necesitas delgados porque usarás dos de ellos para hacer una hamburguesa.
4. En otro tazón, mezcle y triture los aguacates, los tomates secos, el limón
5. jugo y la sal marina restante hasta que quede suave.
6. Coloque la mezcla de aguacate en la mitad de las hamburguesas, dejando espacio en los bordes para sellar las hamburguesas sin que se derrame.

7. Coloque otra hamburguesa sobre la parte superior de la mezcla de aguacate y pellizque los bordes de las hamburguesas juntas para sellarlas por todos lados.

8. Ase a la parrilla uniformemente por ambos lados. Para evitar una hamburguesa poco cocida por un lado y demasiado cocinado por el otro, asar a la parrilla unos 6-8 minutos por lado (los tiempos varían según el parrilla).
9. Mientras asa, rocíe con grasa de tocino para agregar un sabor increíble.
10. Deje reposar las hamburguesas durante 10 minutos después de asarlas. Cubra las hamburguesas con cualquier sobras de mezcla de aguacate y vete a la ciudad.

Pollo Con Salvia Y Canela

Ingredienti:

- 2 cucharadas. mantequilla alimentada con pasto, derretida

- 1-2 cucharadas sabio

- 1 cucharada. canela

- 6 muslos de pollo

- Sal marina y pimienta negra al gusto

Indicazioni:

1. Precaliente el horno a 400°F. Enjuague el pollo con agua fría y séquelo.
2. Use 1-2 cucharaditas. de mantequilla derretida para cubrir el fondo de la asadera. Utilizar el

3. mantequilla restante para frotar sobre los trozos de pollo y luego sazonar con salvia, canela, sal y pimienta al gusto.
4. Coloque las baquetas en la asadera asegurándose de que no estén demasiado llenas.
5. Hornee a 400 °F durante 30 minutos. Reduzca el fuego a 350°F y continúe horneando durante 15-30 minutos o hasta que las baquetas alcancen una temperatura interna de al menos 165°F.
6. Para que la piel quede crujiente, asarlos durante los últimos 5 minutos.
7. Retire de la sartén y el plato; carpa con papel de aluminio durante 10 minutos antes servicio.

Desayuno Picante Con Coliflor Y Tocino

Ingredienti:

- 100 gramos de tocino
- 1 cebolla mediana
- 1 cucharada de aceite de coco
- Sal y pimienta

Indicazioni:

1. Calienta una sartén, agrega el aceite junto con la cebolla picada y las tiras de tocino.
2. Fríe las cebollas con el tocino crujiente en el aceite.
3. Lava, pica la coliflor y licúala durante 60 a 90 segundos.
4. Vierte la coliflor picada en la sartén y deja que se cocine de 5 a 7 minutos, volteándola una y otra vez a fuego medio hasta que esté lista.

5. Sazona todo con sal y pimienta. ¡Y listo!
6. Sirve el desayuno en 2 platos.

Desayuno Inglés

Ingredienti:

- 1 aguacate

- 2 tomates grandes

- 100 gramos de mozzarella

- 1 o 2 cucharadas de aceite de coco

- 2 huevos

- 4 salchichas pequeñas

- Sal y pimienta

Indicazioni:

1. Precalienta el horno a 180 ° C, luego calienta el aceite de coco en una sartén.
2. Agrega las salchichas y deja que se frían hasta estar crujientes.

3. Lava los tomates y córtalos por la mitad, extiende la mozzarella sobre los tomates y ponlos en el horno durante 8 a 10 minutos.
4. Corta el aguacate por la mitad y retira la semilla. Bate los huevos en el vacío de aguacate.
5. Sazona con sal y pimienta el aguacate con relleno de huevo y hornéalo durante 8 a 10 minutos.
6. Finalmente, sirve las mitades de los tomates que estaban en el horno, el aguacate con huevo y las salchichas en 2 platos.

Huevos Revueltos Con Espinacas Y Parmesano

Ingredienti:

- 80 gramos de parmesano
- 1 diente de ajo
- 1 cucharada de aceite de coco
- 1 cucharada de mejorana
- 3 huevos
- 100 gramos de espinacas frescas
- Sal y pimienta

Indicazioni:

1. Calienta la sartén y vierte el aceite de coco en ella.
2. Bate los huevos en un bol y agrega un poco de sal y pimienta.

3. Pica el ajo muy fino y agréguelo a la sartén junto con las espinacas lavadas.
4. Vierte la masa de huevo preparada en la sartén, revuélvelo todo por el medio y déjalo que se cocine a fuego lento.
5. Para finalizar, agrega el parmesano y la mejorana, puedes agregar nuevamente la sal y pimienta si deseas.

Spinach Alcachofa Huevo Casserole

Ingredienti:

- Huevos y leche
- Espinacas y alcachofas
- Quesos: cheddar blanco, parmesano y ricotta
- Hierbas y especias: cebolla, ajo, sal, tomillo y pimiento rojo

Indicazioni:

1. Precalienta el horno y rocía un plato para hornear con spray de cocción.
2. Rompe los huevos en un tazón grande y añádele la leche. Batir bien los huevos paracombinar.
3. Rompe los corazones de alcachofa en trozos pequeños, separando las hojas.

4. Apriete las espinacas con toallas de papel para eliminar todo el exceso de líquido.
5. A continuación, agregue las alcachofas y las espinacas a la mezcla de huevo. Todos los Ingredienti:restantes excepto el queso ricotta. A continuación, revuelva juntos.
6. Vierta la mezcla en el platopreparado.
7. Dollop el queso ricotta uniformemente sobre la superficie de la cazuela de huevo.
8. Colocar en el horno y hornear hasta que el centro de la sartén esté completamente cocido y no se agite en la sartén.
9. Servir y disfrutar.

Pimientos Rellenos De Quiché De Tres Queso Vegetarianos

Ingredienti:

- 1/2 taza de queso parmesano rallado
- 1 cucharadita de ajo en polvo
- 1/4 cucharadita de perejil seco
- 1/4 de taza de hojas tiernas de espinaca
- 2 pimientos medianos, cortados en rodajas por la mitad y retirados de las semillas
- 4 huevos grandes
- 1/2 taza de queso ricotta
- 1/2 taza de mozzarella rallada

- 2 cucharadas de queso parmesano para decorar

Indicazioni:

1. Caliente el horno a 375 grados. Preparar los pimientos cortando cada uno en mitades iguales, eliminando lassemillas.
2. En un pequeño procesador de alimentos, mezcle los tres quesos, los huevos y el ajo en polvo, y el perejil.
3. Coloque la mezcla de huevo en cada pimienta, rellenando justo debajo del borde. Coloca unas hojas tiernas de espinaca en la parte superior y revuelve con un tenedor, empujándolas debajo del huevo.
4. Cubra con papel de aluminio y hornee durante treinta y cinco (35) a cuarenta y cinco (45) minutos hasta que el huevo esté puesto.

5. Espolvorea con queso parmesano y hierve durante 3-5 minutos o hasta que las tapas comiencen a dorarse.

Espárragos Y Frittata De Tomate Con Havarti Y Eneldo

Ingredienti:

- 1 cucharadita de hierba de eneldo seco o 2 cucharaditas de eneldo fresco picado

- 4 onzas de queso Havarti, en cubos

- 6 huevos bien batidos

- Condimento de pico y vege-sal al gusto por condimentar huevos. Si no tienes pico, también puedes usar sal y pimienta negra recién molida

- 6-8 oz de espárragos, extremos recortados y cortados en trozos pequeños

- 2-3 cucharadas de aceite de oliva

- 2/3 taza de tomates cherry cortados en cubos

- Cebollas verdes rebanadas para decorar

Indicazioni:

1. Recortar los extremos leñosos de los espárragos y cortar en trozos pequeños
2. Caliente el aceite de oliva en una sartén pesada
3. Agregue los espárragos para cocinar durante 3-4 minutos
4. Agregue los tomates cherry y el eneldo seco para cocinar durante uno o dos minutos
5. Vierta el huevo batido sobre los espárragos y la mezcla de tomate.
6. Espolvorea queso. Comience a precalentar el asador en este momento
7. Cubra la frittata y cocine a fuego lento durante unos ocho a diez minutos, o hasta que los huevos estén y el queso se vea derretido

8. Coloque la frittata debajo del asador para que se dore durante unos minutos.
9. Sirva con cebollas verdes preferiblemente

Pastel De Pollo Y Verduras

Ingredienti:

- 1 cucharadita de tomillo seco

- Sal y pimienta negra molida

- 1 taza de harina de almendras

- 1/2 taza de harina de coco

- 1 cucharadita de bicarbonato de sodio

- 1/2 cucharadita de sal

- 4 huevos

- 1/2 taza de leche de almendras

- 1/4 taza de aceite de oliva

- 1 cucharada de aceite de olive

- 1 cebolla picada

- 2 dientes de ajo picados

- 2 zanahorias peladas y picadas

- 2 tallos de apio picados

- 1 pimiento rojo picado

- 1 taza de champiñones picados

- 2 tazas de pollo cocido y desmenuzado

- 1/2 taza de caldo de pollo bajo en sodio

- IIndicazioni:ocasionalmente, hasta que las verduras estén tiernas, aproximadamente 10 minutos.

Indicazioni:

1. Precalienta el horno a 350°F (175°C).
2. Calienta el aceite de oliva en una sartén grande a fuego medio.
3. Agrega la cebolla, el ajo, las zanahorias, el apio, el pimiento rojo y los champiñones. Cocina, revolviendo
4. Agrega el pollo, el caldo de pollo, el tomillo, la sal y la pimienta negra molida. Cocina por unos minutos más hasta que todo esté bien mezclado.
5. En un tazón grande, mezcla la harina de almendras, la harina de coco, el bicarbonato de sodio y la sal.
6. Agrega los huevos, la leche de almendras y el aceite de oliva. Mezcla bien hasta que la masa esté suave.
7. Vierte la mezcla de masa en un molde para hornear engrasado. Agrega la mezcla de pollo y verduras encima de la masa.

8. Hornea durante 30-35 minutos o hasta que el pastel esté dorado y cocido por completo.
9. Sirve y disfruta de tu delicioso pastel de pollo y verduras saludable.

Camarones A La Pimienta Cítrica

Ingredienti:

- ½ cucharadita de pimienta negra, recién molida al gusto

- ½ cucharadita de sal, o la necesaria al gusto

- ½ cucharadita de chile en polvo

- 1 cucharada de aceite de oliva virgen extra ligero

- 1 libra de camarones grandes frescos, pelados y desvenados

- 1 limón orgánico, en jugo y rallado

- 2 cucharadas de hojas de perejil fresco picado

Indicazioni:

1. Combine la ralladura de limón, el jugo de limón, la sal, la pimienta negra y el chile en polvo en una tazón grande y agregue los camarones. Mezcle para cubrir los camarones con la mezcla de la marinada y enfríe durante al menos 2 horas para marinar los camarones.
2. En un wok o sartén a fuego alto, agregue el aceite cuando el wok o sartén esté muy caliente. Salteado
3. los camarones durante unos 5 minutos o hasta que estén opacos y bien cocidos.
4. Transfiera a una fuente para servir, cubra con perejil picado y sirva con rodajas de limón si es necesario. deseado.

Salmón Con Tomates Al Curry

Ingredienti:

- 4 filetes de salmón (alrededor de 6 onzas cada uno)

- 2 cucharadas de pasta de curry rojo

- ¼ taza de albahaca fresca, cortada en pedazos

- 1 taza de tomates uva, cortados en cubitos

- 1 cucharada de aceite de oliva

- Sal y pimienta negra, al gusto

Indicazioni:

1. Precaliente un horno a una temperatura de 400°F. Engrase ligeramente una bandeja para hornear con borde con aceite y reservar.

2. Agregue los tomates cortados en cubitos, la pimienta negra, la sal y 1 cucharada de pasta de curry rojo en una tazón para mezclar y luego revuelva para combinar. Colóquelo en la bandeja para hornear engrasada y extiéndalo.
3. igualmente.
4. Cubrir ligeramente los filetes con la pasta de curry restante y espolvorear con sal y pimienta. ambos lados.
5. Coloque los filetes encima de la mezcla de tomate y áselos en el horno durante unos 20 minutos.
6. Está hecho si el pescado se desmenuza fácilmente cuando se inserta un tenedor y se retuerce sobre la carne.
7. Transfiera el pescado y los tomates a una fuente para servir. Servir caliente con albahaca picada encima.

Rollitos De Limón Y Frambuesa Dulce

Ingredienti:

Para el relleno de queso crema de limón:

- ½ cucharadita. extracto de vainilla

- 1 cucharadita extracto de limón

- Cáscara de un limón (alrededor de 2 cucharaditas)

- 1 cucharadita jugo de limón

- 4 onzas. queso crema, temperatura ambiente

- 2 cucharadas. mantequilla, temperatura ambiente

- 2 cucharadas. de stevia

Para la salsa de frambuesa:

- 2 cucharadas de stevia

- 1 cucharada de agua

- 2 cucharaditas de jugo de limón

- ½ taza de frambuesas congeladas

Para la masa:

- 1 taza de harina de almendra super fina

- ¼ taza de stevia

- 1 ¼ cucharaditas de polvo de hornear

- 1 huevo grande

- 1 cucharadita de extracto de vainilla

- 2 tazas de queso mozzarella parcialmente descremado

Para el glaseado de limón: (opcional)

- 2 cucharadas de mantequilla, temperatura ambiente.

- 15 g de queso crema, temperatura ambiente

- ¼ cucharadita de extracto de vainilla

- 2 cucharadas de stevia

- 1 cucharadita de jugo de limón

- ¼ cucharadita de extracto de limón

- 1 ½ cucharadas de leche de almendras sin azúcar, a temperatura ambiente

Indicazioni:

1. Relleno De Crema De Limón Y Queso: Use una batidora eléctrica para batir el queso crema, la mantequilla, el edulcorante, el extracto de vainilla, el extracto de limón, la ralladura de limón y el jugo de limón hasta que quede suave. Dejar de lado.
2. Salsa de frambuesas: En una cacerola mediana, mezcle el edulcorante y la goma xantana. Poco a poco agregue agua y jugo de limón mientras bate.

3. Poner el calor a medio-bajo. Añadir las frambuesas congeladas, revolviendo constantemente. Justo cuando la salsa comienza a hervir a fuego lento, retirar del fuego y reservar.
4. Masa: Precaliente el horno a 350 grados Fahrenheit. Rocíe una sartén circular de 9 "con aceite de coco o grasa con mantequilla. Tenga a mano dos hojas de pergamino de 15 pulgadas y un rodillo.
5. Preparar una caldera doble. Una cacerola mediana con un tazón mediano que se asiente en la parte superior funciona bien para este propósito.
6. Agregue aproximadamente 2 pulgadas de agua a la cacerola o la parte inferior de la caldera doble. Colocar a fuego alto y llevar a fuego lento al descubierto. Una vez cocido a fuego lento, reducir el fuego a bajo.

7. Mientras tanto, en la parte superior de la caldera doble (con ella no sobre el agua) combine la harina de almendra, el edulcorante de estevia y el polvo para hornear con un batidor.
8. Agregue el huevo y el extracto de vainilla. La mezcla será muy espesa.
9. Agregue el queso mozzarella y coloque el recipiente sobre la olla de agua a fuego lento.
10. Asegúrese de proteger sus manos del recipiente caliente y del vapor que se escapa de la olla. Un guante de silicona funciona bien para este propósito.
11. Revuelva la mezcla constantemente mientras el queso se derrite y se combina con la harina. Comenzará a parecerse a la masa del pan.
12. Cuando el queso se haya derretido completamente, transfiera la masa a un trozo de pergamino preparado. Amasar la masa unas cuantas veces para combinar

completamente la mezcla de harina y el queso. Corte la masa en una forma rectangular y cubra con la segunda pieza de pergamino. Estirar la masa en un rectángulo aproxmadamente 30 x 40. Retire el pergamino superior.

13. Distribuya uniformemente el relleno de queso crema de limón sobre la masa, dejando aproximadamente 1 cm entre los bordes. Extienda la salsa de frambuesa sobre el relleno de queso crema de limón.

14. Comenzando en el lado largo, enrolle la masa en forma de tronco. Presione el borde largo exterior para sellar.

15. Usando un cuchillo serrado, corte suavemente el tronco en forma de 8 pedazos. Organice los rollos en la bandeja preparada con un rollo en el centro y el resto alrededor de él.

16. Hornee por 24-26 minutos, o hasta que estén doradas.

Intrucciones para el glaseado De Limón

17. En un tazón pequeño, bata la mantequilla y el queso crema con una batidora eléctrica hasta que quede suave.
18. Agregue la vainilla, el edulcorante, el jugo de limón y el extracto de limón y mezcle hasta que se incorporen.
19. Poco a poco agregue la leche de almendras, aproximadamente unacucharadita a la vez, batiendo la mezcla entre cada adición. Esto hace un total de 8 porciones de rollos de limón frambuesa dulce.

Desayuno Salchicha Ceto

Ingredienti:

- ½ taza de cebolla picada

- 3 huevos grandes

- ½ taza de mayonesa

- 2 cucharaditas de mostaza amarilla preparada

- 1 cucharadita de salvia molida seca

- 1 ½ tazas de queso cheddar, rallado y dividido

- 400 g de salchicha de cerdo

- 2 tazas de calabacín en cubitos

- 2 tazas de repollo verde, rallado

- Pimienta de Cayena al gusto

Indicazioni:

1. Precaliente su horno a 190ºC y engrase un plato de cazuela; dejar de lado.
2. Dore la salchicha en una sartén grande a fuego medio hasta que esté casi cocida.
3. Agregue la col, el calabacín y la cebolla, cocinando hasta que las verduras estén tiernas y la salchicha esté completamente cocida.
4. Retire del fuego y la cuchara en el plato de cazuela preparado, luego reservar.
5. En un tazón para mezclar, batir los huevos, la mayonesa, la mostaza, la salvia y la pimienta hasta que quede suave.
6. Agregue 1 taza de queso rallado a la mezcla de huevo y revuelva.
7. Vierta esta mezcla sobre la salchicha y los vegetales en la cazuela.
8. Cubra la cacerola con la ½ taza de queso restante.

9. Coloque la cazuela en el horno precalentado y hornee por 30 minutos, o hasta que haga burbujas alrededor de los bordes y el queso se derrita y se dore ligeramente en la parte superior.
10. Retirar del horno y servir.

Receta De Humus De Coliflor Bajo En Carbohidratos

Ingredienti:

- 3 dientes de ajo enteros

- 1,5 cucharadas de pasta de tahini

- 3 cucharadas de zumo de limón

- 2 dientes de ajo crudos, machacados (además de los anteriores)

- 3 cucharadas de aceite de oliva virgen extra

- 3/4 de cucharadita de sal kosher

- 3 tazas de flores de coliflor crudas

- 2 cucharadas de agua

- 2 cucharadas de aceite de aguacate o de oliva

- 1/2 cucharadita de sal

- Pimentón ahumado y aceite de oliva extra para servir

Indicazioni:

1. Combina la coliflor, el agua, 2 cucharadas de aguacate o aceite de oliva, 1/2 cucharadita de sal kosher y 3 dientes de ajo enteros en un plato apto para microondas.
2. Calienta en el microondas durante unos 15 minutos, o hasta que se ablande y adquiera un color oscuro.
3. Poner la mezcla de coliflor en una bala mágica, batidora o procesador de alimentos y batir.
4. Añadir la pasta de tahini, el zumo de limón, 2 dientes de ajo crudos, 3 cucharadas de aceite de oliva y 3/4 de cucharadita de sal kosher.

5. Mezclar hasta que la mezcla quede casi sin grumos. Probar y ajustar la sazón si es necesario.
6. Para servir, coloque el hummus en un bol y rocíe con aceite de oliva virgen extra y una pizca de pimentón.
7. Utilice manzanas ácidas cortadas en rodajas finas, palitos de apio, chips de rábano crudo u otras verduras para mojar.

Bebida Detox De Jengibre Y Limón -

Ingredienti:

- 1/4 de taza de jengibre fresco picado
- 2 cucharadas de jugo de limón fresco
- 2 cuartos (64 onzas) de agua filtrada
- 1/4 de taza de ralladura de limón pelado (con la menor cantidad posible de blanco)

Indicazioni:

1. Combina el agua, la ralladura de limón y el jengibre en una cacerola grande de acero inoxidable.
2. Llevar a ebullición y retirar del fuego.
3. Tapar y dejar reposar durante 4 horas.
4. Cuela el líquido en un recipiente grande o una jarra y tira los sólidos.
5. Añada el zumo de limón.

6. Guárdelo en el frigorífico durante un máximo de una semana.
7. Servir caliente o con hielo.

Tazón De Jalapeños Con Tocinos Y Huevos

Ingredienti:

- Cheddar, rallado (6 onzas)

- Jalapeño (2 qty)

- Sal al gusto

- Tocino sin nitrato, cocinado y desmenuzado (5 onzas)

- Huevos (12)

- Pimienta al gusto

Indicazioni:

1. Encienda el horno para que se precaliente a 350 grados F.

2. Cortar el jalapeño por la mitad, a lo largo, y quitar las semillas. Picar 1 jalapeño y cortar el otro.
3. Batir los huevos con un batidor y agregar el queso.
4. Engrase un molde para muffins con la grasa que prefiera y cubra el fondo con el jalapeño y el tocino picados. Vierta la mezcla de huevo en cada panecillo bien.
5. Cada panecillo obtiene una porción del otro jalapeño en la parte superior.
6. Pop en el horno caliente durante unos 20 minutos. Los huevos ya no deben verse húmedos. Cuando haya terminado, retire del horno y deje enfriar.
7. Servir

Plato De Jamón Y Embutidos

Ingredienti:

- Anchoas (2/3 onzas)

- Pesto verde (2 T)

- Aceitunas Kalamata (10 qty)

- Espinacas Baby (1/6 onza)

- Mayonesa (.5 taza)

- Jamón, rebanado fino (9 onzas)

- Queso Brie (5 onzas)

- Hojas frescas de albahaca (10 qty)

Indicazioni:

1. Coloque los Ingredienti:en un plato con una porción de mayonesa.

Sopa De Pollo Cremosa

Ingredienti:

- 4 tazas de caldo de pollo

- 4 cucharadas de cilantro picado

- ⅓ taza de salsa de búfalo

- 4 onzas de queso crema

- 2 tazas de pollo cocido y rallado

- 3 cucharadas de mantequilla, derretida

- Sal y pimienta para probar

Indicazioni:

1. Mezcle la mantequilla, la salsa de búfalo y el queso crema en un procesador de alimentos hasta que esté uniforme y suave.

2. Transfiera a una olla, agregue el caldo de pollo y caliente hasta que esté caliente, pero no deje que hierva.
3. Agregue el pollo y cocine hasta que esté bien caliente.
4. Cuando esté listo, retire a los tazones de sopa y sirva adornado con cilantro.

Ensalada César De Pollo Con Bok Choy

Ingredienti:

Pollo

- ¼ taza de jugo de limón

- 2 dientes de ajo, picados

- 4 muslos de pollo sin hueso y sin piel

- 2 cucharadas de aceite de oliva

Ensalada

- 2 cucharadas de aceite de oliva

- 12 hojas de bok choy

- 3 patatas fritas de queso parmesano

- ½ taza de aderezo para ensalada César, sin azúcar

- Queso parmesano, para adornar

Indicazioni:

1. Combine los Ingredienti:del pollo en una bolsa Ziploc.
2. Selle la bolsa, agite para combinar y refrigere por 1 hora.
3. Precaliente la parrilla a fuego medio y ase el pollo unos 4 minutos por lado.
4. Corte las hojas de bok choy a lo largo y cepíllelas con aceite de oliva.
5. Ase el bok choy durante unos 3 minutos. Coloque en un plato de servir.
6. Cubra con el pollo y rocíe el aderezo.
7. Cubra con papas fritas con queso parmesano y espolvoree un poco de queso parmesano rallado.

Omelet De Espinaca Y Queso

Ingredienti:

- 1 taza de espinacas
- 1 tazas de espinacas
- ½ taza de queso vegetariano
- cucharadas de manteca
- 3 huevos
- 1 ajo picado
- 1 taza de setas blancas
- Sal marina y pimienta a gusto

Indicazioni:

1. Coloque en una sartén a fuego moderado la manteca y agregue las setas blancas cortadas en trozos y cocine por 5 minutos
2. Agregue la espinaca y cocine por unos minutos más
3. En un recipiente bata los huevos y condiméntelos con la sal y la pimienta
4. Coloque los huevos en una sartén para hacer el Omelet
5. Cuando la superficie de los huevos esté casi cocida agregue la mezcla de la espinaca y las setas. Junto con el queso
6. Arme el Omelet, cocine de ambos lados y sirva

Ensalada De Col

Ingredienti:

- ¼ taza de menta fresca picada
- ½ taza de mayonesa vegetariana
- Jugo de 1 limón
- 1 jalapeño picado
- 1 cucharada de vinagre de manzana
- 2 ½ tazas de col verde rallada
- 2 ½ tazas de col roja rallada
- ¼ taza de cilantro picado
- Sal y pimienta a gusto

Indicazioni:

1. En un recipiente combine el col, con el cilantro y la menta y mezcle bien
2. En otro recipiente mezcle la mayonesa, el jugo d elimón, la vinagre, el jalapeño y condimente con sal y pimienta a gusto
3. Agregue esta mezcla al primer recipiente y sirva

Cazuela De Hombre De Las Cavernas

Ingredienti:

- 2 zanahorias, peladas y ralladas

- 4 cucharadas manteca

- 2 cucharadas. Polvo de arrurruz

- 2 tazas de caldo de pollo

- 10 onzas de guisantes congelados

- 2 libras. Pavo molido

- 2 cucharadas. Aceite de coco

- Sal y pimienta para probar

- 2 cucharaditas condimento para aves

- 2 1/2 libras de batatas, peladas y en cubos

- 1 cebolla blanca mediana, cortada en cubos de 1 pulgada

- 1 plátano muy maduro

Indicazioni:

1. Precaliente el horno a 400°F. En una sartén profunda, caliente 2 cucharadas. de aceite de coco en alto calor.
2. Agregue el pavo molido y sazone con sal, pimienta y condimento para aves.
3. Cocine durante 3-5 minutos, agregue las cebollas y las zanahorias, y continúe cocinando hasta que esté listo, unos 5 minutos más. Escurra todo el exceso de aceite del pavo y reserve.
4. Ponga las batatas en una olla y cubra con agua. Tapar la olla, llevar a ebullición,
5. y cocine hasta que esté listo, unos 12 min. Escurra las papas en un colador; dejar de lado.

6. En una cacerola pequeña a fuego medio, haga una salsa derritiendo 2 cucharadas. de manteca
7. Batir el polvo de arrurruz hasta que se mezclen. Mezcle el caldo de pollo y sazone con sal y pimienta. Dejar espesar unos minutos.
8. Agregue la salsa a la mezcla de pavo molido a fuego medio. Agregue los guisantes congelados y apaga el fuego.
9. Derrita las 2 cucharadas restantes de ghee. Pelar y trocear el plátano y echarlo el ghee derretido, luego agregue las batatas y haga un puré.
10. Extienda la mezcla de pavo en el fondo de una cacerola de 9 × 13 pulgadas .
11. Untado puré de batatas de manera uniforme sobre la parte superior. Llevar al horno por 10 minutos.
12. Retire, sirva y disfrute.

Las Mejores Brochetas De Solomillo

Ingredienti:

- 16 onzas de tomates cherry

- 3 dientes de ajo, picados

- 2 cucharadas. condimento italiano

- Sal y pimienta para probar

- 2 solomillos o bistecs alimentados con pasto, en trozos

- 1 cebolla grande, en rodajas

- 3 pimientos, color de tu preferencia

- Aceite de oliva virgen extra

Indicazioni:

1. Si usa brochetas de madera, remoje durante 20 minutos en agua antes de cocinar con a ellos.
2. Precaliente su parrilla a fuego medio-alto.
3. Coloque todos los Ingredienti:en un tazón para mezclar y asegúrese de obtener una buena capa uniforme.
4. Use suficiente aceite de oliva para cubrir todo ligeramente.
5. Una vez que sus brochetas estén empapadas, comience a ensartar alternativamente sus Ingredienti:en tus brochetas - bistec, pimiento, cebolla, tomate, etc.
6. Ase a la parrilla de 8 a 10 minutos sin tapar, volteando ocasionalmente para que estén medio cocidos a filetes medianos.
7. Sirve con una guarnición de tu preferencia, te recomiendo mi Puré de Camote o

8. Brócoli a la plancha con aderezo de almendras.
9. Disfruta.

Cuajada De Bayas Con Coco Rallado Y Anacardo

Ingredienti:

- 50 gramos de anacardos

- 2 cucharadas de hojuelas de coco

- 300 gramos de requesón, 40% de grasa

- 150 gramos de arándanos

- Canela

Indicazioni:

1. Lava las bayas.
2. Mezcla el requesón junto con las bayas y los anacardos en un tazón.
3. Adorna la masa de bayas con canela y el coco rallado.

Agite Con Chía

Ingredienti:

- 10 gramos de semillas de chía

- 150 ml de agua

- 50 gramos de cuajada

- 30 gramos de proteína en polvo (puede ser con sabor)

- 10 gramos de cacao para hornear sin azúcar

- 1 (no tan pequeña) pizca de crema

- Stevia o eritritol si lo desea

Indicazioni:

1. Mezcla todos los Ingredienti:y licúalos, luego sirva.

2. Si lo deseas, se puede agregar más agua o una buena cucharada de aceite de coco para agregar grasa.

Sopa Keto De Pollo Con Repollo

Ingredienti:

- 175 gramos de champiñones en rodajas
- 2 dientes de ajo picados
- 1 zanahoria de tamaño medio en rodajas
- 2 litros de caldo de pollo
- 2 cucharadas de perejil seco
- 1 cucharada de sal
- Pimienta negra molida al gusto
- 110 gramos de mantequilla
- 2 cucharadas de cebolla deshidratada picada
- 2 ramas de apio

- 700 gramos de pollo a la brasa desmenuzado

- 150 gramos de repollo verde cortado en tiras

Indicazioni:

1. Derrite la mantequilla en una olla grande.
2. Añade la cebolla seca, el apio, los champiñones y el ajo en la olla y cocínalo de 3 a 4 minutos.
3. Añade el caldo, la zanahoria, el perejil, la sal y la pimienta, cocínalo a fuego lento hasta que las verduras estén tiernas.
4. Añade el pollo y el repollo cocidos.
5. Cocina a fuego lento de 8 a 12 minutos más hasta que los "tallarines" de repollo estén tiernos.

Hongos Rellenos De Chorizo

Ingredienti:

- 250 gramos de chorizo

- 250 gramos de champiñones

- queso parmesano rallado para decorar

Indicazioni:

1. Precalienta el horno a 180 grados.
2. Fríe el chorizo en una sartén, cocinando hasta que este comience a deshacerse.
3. Lava los hongos y retira los tallos de las tapas. Ten cuidado al hacer esto para que no rasgues la tapa de los hongos.
4. Rellena las tapas de hongos con el chorizo cocinado.
5. Coloca las tapas de los hongos en un papel para hornear y hornea de 5 a 8 minutos.

6. Retíralos del horno y cúbrelos con queso parmesano.

Tofu De Sésamo Vegano Y Berenjena

Ingredienti:

- 1 cucharadita de hojuelas de pimiento rojo trituradas

- 1 berenjena entera

- 1 cucharada de aceite de oliva

- 1/2 taza de semillas de sésamo

- 1/4 taza de salsa de soja

- 1 libra de tofu firme, bloque

- 1 taza de cilantro fresco picado

- 3 cucharadas de vinagre de arroz sin sazonar

- 4 cucharadas de aceite de sésamo tostado

- 2 dientes de ajo, finamente picados

- Sal y pimienta al gusto

Indicazioni:

1. Precalentar el horno a 200 grados. Retire el bloque de tofu de su embalaje y envuelva con algunas toallas de papel. Coloque un plato encima y pesarlo.

2. Coloque aproximadamente 1/4 de taza de cilantro, 3 cucharadas de vinagre de arroz, 2 cucharadas de aceite de sésamo tostado, ajo picado, hojuelas de pimiento rojo triturado y deslícese en un tazón grande.

3. Pelar y juliana la berenjena. Puede sinjuliana más o usar una mandolina con un accesorio de juliana. Mezclar berenjena con el adobo

4. Agregue la cucharada de aceite de oliva a una sartén a fuego medio-bajo. Cocine la berenjena hasta que se ablanden. La berenjena absorberá todos los líquidos, por lo

que si se pega a la sartén, puede añadir más sésamo o aceite de oliva.

5. Apaga el fuego. Revuelve el cilantro restante en la berenjena y luego transfiere los fideos a un plato seguro para horno. Cubra con una tapa o papel de aluminio y luego colóquelo en el horno para calentarse
6. Limpie la sartén y recaliente
7. Desenvuelva el tofu y luego corte en rodajas. Esparce las semillas de sésamo en un plato. Presione ambos lados de cada trozo de tofu en las semillas
8. Agregue 2 cucharadas de aceite de sésamo a la sartén. Freír ambos lados del tofu durante unos 5 minutos cada uno o hasta que se pelinen.
9. Vierta 1/4 de taza de salsa de soja en la sartén y cubra los trozos del tofu. Cocine hasta que las rodajas de tofu se vuelvan marrones con la salsa de soja

10. Retire los fideos del horno y coloque el tofu por encima de él
11. ¡Sirve y disfruta!

www.ingramcontent.com/pod-product-compliance
Lightning Source LLC
LaVergne TN
LVHW010224070526
838199LV00062B/4710